ASMA y ALERGIAS INFANTILES

imaginador

Nicolás C. Possi

Coordinador general
del grupo de médicos y editores

ASMA y ALERGIAS INFANTILES

TODO LO QUE NECESITA SABER

imaginador

615.882   Nicolás C. Possi
NIC   Asma y alergias infantiles. - 1ª. ed. - Buenos Aires:
          Grupo Imaginador de Ediciones, 2004.
          128 p.; 20x14 cm.

          ISBN 950-768-405-0

          I. Título - 1. Medicina Popular-Asma y alergias
          infantiles

I.S.B.N.: 950-768-405-0

Primera edición: noviembre de 2002
Última reimpresión: 2.000 ejemplares, abril de 2004

Se ha hecho el depósito que establece la Ley 11.723
Copyright by GIDESA
Bartolomé Mitre 3749 - Ciudad Autónoma de Buenos Aires
República Argentina

IMPRESO EN ARGENTINA - PRINTED IN ARGENTINA

La información contenida en este libro no debe suplir en caso alguno a la opinión de su médico, ni utilizarse en casos de emergencia médica, ni para realizar diagnósticos, o para concretar tratamientos de enfermedad o condición médica alguna. Se debe consultar siempre y en todos los casos a un médico calificado tanto para el diagnóstico como para el tratamiento de cualquier dolencia y de la totalidad de los problemas médicos.

Este libro sólo contiene material de divulgación, y ésa es su única finalidad.

Los editores

EL MANDATO
QUE NOS HEMOS IMPUESTO

*Este libro ha sido desarrollado
para poder ser leído y comprendido
por todo tipo de lectores.*

*No se encontrarán en él términos médicos
incomprensibles ni conceptos
que nos obliguen a remitirnos a otras lecturas
o a obras de consulta.*

*Su objetivo es que todos los que recorran
sus páginas puedan
saber lo más importante acerca del asma,
esta enfermedad tan común en la infancia,
que exige a padres, maestros y pacientes,
conocer sus síntomas
y su tratamiento.*

CAPÍTULO 1:
EL ASMA INFANTIL

- **Las preguntas más habituales**
- **Crisis asmática**
- **Terapias, tratamientos y medicamentos**
- **El rol de padres, médicos y maestros**
- **Escolaridad**
- **Asma y alergias**
- **Aspectos emocionales**
- **Breves respuestas a preguntas de los padres**

Las preguntas más habituales

*El asma es la enfermedad crónica grave
más común en la infancia.*

*Es una enfermedad que puede tratarse,
pudiendo llevar, los que la padecen, una
vida activa
y muy productiva.*

*Puede llegar a ser muy grave en niños
debilitados por la desnutrición
o que viven en malas condiciones
ambientales.
En estos casos, al no diagnosticarse a
tiempo y al no tratarse, se torna una
de las causas de mortalidad infantil.*

*Es importante saber que los médicos
van conociendo cada vez más
profundamente esta enfermedad,
y los tratamientos para controlarla.*

¿Qué es el asma?

Es una enfermedad crónica de las vías respiratorias, consistente en un trastorno inflamatorio que obstruye el paso del aire por las mismas. Esto acarrea, en quien padece asma, gran dificultad para respirar, lo que se manifiesta con tos y silbidos en el pecho.

Dado que los conductos por donde circula el aire son los bronquios y sus ramificaciones (lo que se denomina *árbol bronquial*) se suele llamar a esta enfermedad *asma bronquial*.

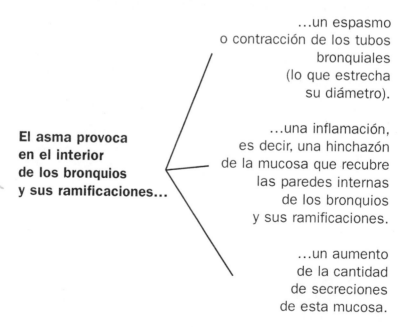

El asma provoca en el interior de los bronquios y sus ramificaciones...

...un espasmo o contracción de los tubos bronquiales (lo que estrecha su diámetro).

...una inflamación, es decir, una hinchazón de la mucosa que recubre las paredes internas de los bronquios y sus ramificaciones.

...un aumento de la cantidad de secreciones de esta mucosa.

> *Al fenómeno de contracción*
> *del diámetro de los tubos bronquiales*
> *se lo denomina* broncoconstricción.

El aumento de secreción de la mucosa supone la obstrucción más o menos aguda de estos conductos bronquiales, estorbando o impidiendo el libre flujo del aire hacia y desde los pulmones y en el interior de los mismos.

Cuando la inflamación de los conductos bronquiales, una vez que se produce, perdura, es decir, se mantiene durante cierto tiempo, provoca en los tejidos constitutivos de los bronquios una alteración (una "remodelación") que trae como consecuencia la obstrucción crónica o permanente de esos conductos.

DICHO DE OTRO MODO

Las crisis reiteradas de asma, al no ser tratada la enfermedad, ocasionan una inflamación crónica, permanente de las vías respiratorias, lo que a su vez provoca un deterioro gradual de la función pulmonar.

13

Esta obstrucción es <u>variable</u>, y es <u>reversible</u> en un alto grado, porque la intensidad del asma mejora de manera espontánea, o como respuesta a la medicación con la que se la trata.

Cuando esto sucede, puede decirse que el asma es una enfermedad crónica que sólo a veces produce trastornos o episodios, a los que suele denominarse <u>ataques</u> o <u>crisis</u>.

¿Cómo se manifiesta el asma en los bebés?

Los síntomas más perceptibles en los bebés son:

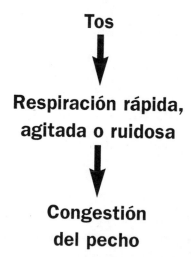

Tos

Respiración rápida, agitada o ruidosa

Congestión del pecho

¿Es posible reducir el riesgo de que el bebé padezca asma?

SÍ.

ESTÁ COMPROBADO QUE SE REDUCE
NOTABLEMENTE EL RIESGO
DE QUE EL BEBÉ PADEZCA ASMA
SI ES ALIMENTADO CON LECHE MATERNA
AL MENOS DURANTE LOS PRIMEROS CUATRO
MESES DE VIDA.

La leche materna otorga una mayor protección al bebé en relación con el asma, aun cuando la madre sea asmática, pues posee componentes inmunológicos que le otorgan múltiples defensas al bebé contra todo tipo de enfermedades, cualidad que no poseen las leches artificiales o no maternas humanas.

El diagnóstico del asma es más difícil en el caso de los bebés, porque hay numerosas enfermedades que pueden confundirse con el asma.

Existen medicamentos aptos, eficaces y seguros para tratar a los bebés que padecen de asma.

¿Cuáles son los factores que originan al asma?

Múltiples factores han sido reconocidos como causantes del asma:

• Causas genéticas o hereditarias

a) Desorden en organismos que regulan la cantidad de sustancias inflamatorias que liberan las células bronquiales.

b) Desorden en organismos que regulan la capacidad de las células bronquiales de responder a los tratamientos.

En este caso, podemos concluir que hay individuos genéticamente predispuestos a contraer esta enfermedad.

• Causas ambientales prenatales

a) Incidencia en el feto de componentes alergénicos.

b) Tabaquismo materno.

c) Condiciones que conducen al nacimiento prematuro.

• Causas ambientales posnatales

a) exposición precoz a componentes alergénicos.

> *Se ha comprobado que más del 80% de las personas que padecen asma, son alérgicas a una o más sustancias alergénicas. Por eso es que la segunda parte de este libro está dedicada a las alergias infantiles.*

• El sexo

Hasta los ocho años de edad, aproximadamente, los varones tienen una capacidad de reacción más intensa (hiperreactividad) a las causas que provocan el asma, y una menor capacidad de espirar el aire (flujo espiratorio), aunque después de este período esa diferencia con las mujeres desaparece.

¿A quiénes afecta el asma?

· El asma afecta a personas de todas las edades, aunque es diez veces mayor su incidencia en la niñez, especialmente en los primeros cinco años de vida.

· Se extiende por todo el planeta. (Más de cien millones de personas padecen esta enfermedad en el mundo.)

• Su incidencia es cada vez mayor por la creciente contaminación ambiental de todo tipo, tanto fuera como dentro de los hogares.

• La incidencia del asma en la infancia es muy alta, calculándose que de los niños que nacen en los conglomerados urbanos, un 20% será asmático.

• En general, después de los veinte años de edad, el asma tiende a mejorar en la mayoría de los casos, especialmente en aquellos que han controlado la enfermedad desde su aparición, produciéndose sólo algunos episodios muy esporádicos.

• Antes de esa edad el asma se da, generalmente, con mayor intensidad.
Posteriormente suele atenuarse, tornándose crónica en el adulto.

¿Puede mejorar el asma con la edad?

El asma es una enfermedad crónica que a veces mejora con la edad y a veces empeora a medida que el niño va creciendo, por lo que podemos afirmar que su desarrollo es peculiar en cada persona.

Puede desaparecer durante la adolescencia, y reaparecer después, en la adultez.

Como toda enfermedad crónica, la persona que la

padece debe aceptar su condición, conocer lo más posible sus características, y seguir el tratamiento que le ha sido prescripto por el médico.

Si así procede, el asma no lo debilitará progresivamente, y hoy, con los tratamientos y medicamentos que existen, podrá tener una muy buena calidad de vida, durante toda su vida.

¿Cuáles son los síntomas del asma?

La primera señal

En principio, cuando un niño presenta problemas continuos para respirar, que periódicamente aparecen y enseguida desaparecen, es necesario llevarlo a la consulta médica.

Es necesario asimismo señalar que los síntomas, al principio y en los niños muy pequeños, se expresan en forma aislada. Una encuesta ha medido los porcentajes en los que estos síntomas se manifiestan:

Tos nocturna 38%
Dificultad para respirar 21%
Rinitis 22%
Ruidos y silbidos 17%

Dado que existen varios cuadros clínicos de asma en los niños (como por ejemplo la bronquitis hipersecretora recidivante, la neumonía recurrente, o la tos crónica en crisis), vamos a detallar a continuación los síntomas del denominado asma clásico:

Tos

Estornudos

Goteo de la nariz

Dificultades para respirar

Dolores en el pecho

Silbidos al respirar

Jadeos

Respiración entrecortada

Sensación de falta de aire o de ahogo

Fatiga respiratoria

Sensación de opresión en el pecho

Palidez o color azulado de la piel

Cuando en un niño aparece alguno de estos signos, con cierta constancia, debe recurrirse inmediatamente al médico. La percepción de los síntomas no sólo es tarea de los padres y los familiares, sino también de los maestros.

Claves para tener en cuenta

· Debe tenerse en cuenta que los síntomas del asma son diferentes entre una y otra persona, incluso en miembros de una misma familia.
Por ejemplo: dos hermanos pueden padecer asma, pero tener síntomas diferentes.
¡Hay que estar atento a esto para no confiarse!

· También debe tenerse en cuenta que el asma puede presentarse sólo a través de alguno que otro síntoma, casi imperceptiblemente, o con un intenso ataque o crisis repentina, que puede llegar a ser de gravedad.

· Muchas veces, el niño con problemas respiratorios se despertará durante la noche. Esto debe ser advertido, porque puede ser una señal del desencadenamiento del asma.

· Debe tenerse presente que muchas veces los niños están acostumbrados a vivir con los síntomas del asma, y no perciben anormalidad alguna en ellos.

En este sentido, la observación de los adultos es de gran importancia en la identificación de los síntomas, y luego en la transmisión de los mismos al médico durante la consulta.

¿Cómo se percibe una crisis asmática en un bebé?

1 Si el bebé está alimentándose del pecho de la madre, comenzará a tener dificultades en la succión, hasta que deje de mamar.

Le aparecerá una tos seca. **2**

3 Si llora, su llanto será suave, leve, y de breve duración.

Dado que los bebés se descompensan muy rápidamente, es necesario que no se espere hasta último momento para llamar al médico o a una ambulancia que lo conduzca al hospital o sanatorio.

En este caso indique al médico si le está dando medicación, cuál es ésta, en qué dosis, y toda característica de la enfermedad de su niño que conozca.

¿Se puede confundir el asma con otras enfermedades?

Sí, lo que nos expresa la importancia de la consulta médica.

El asma puede confundirse con:

· Infecciones respiratorias que provocan algún tipo de obstrucción bronquial.

Una de las infecciones respiratorias que afectan a los pulmones es la provocada por una bacteria, llamada clamidia. Esta infección puede curarse mediante el uso de antibióticos, lo que provoca una recuperación de la función pulmonar del enfermo. Pero el detectarla suele ser complicado, porque para lograrlo debe actuarse en forma invasiva con el pulmón, mediante el uso del brontoscopio (un tubo rígido que sirve para tomar pruebas de tejido pulmonar).

• Enfermedades pulmonares crónicas (como fi-brosis quística, o displasia broncopulmonar).

• Las consecuencias de un cuerpo extraño aloja-do en las vías respiratorias.

• Una obstrucción de la tráquea provocada por ci-catrices, o venas o arterias con alguna anormalidad que compriman el conducto traqueal; existencia de-ficitaria de tejidos que dan firmeza a los conductos bronquiales; algún resto de alimento aspirado por las vías respiratorias; enfermedades que provocan el aumento del contenido de agua pulmonar.

Es muy importante dejar en claro que no es lo mismo distinguir el asma de otras enfermedades, como las recientemente citadas –tarea que les co-rresponde a los médicos–, que el "diagnóstico" que suelen hacer algunos padres o familiares que ven una "bronquitis" o un "catarro de pecho" en el niño enfermo de asma.
Este error suele traer graves consecuencias, al no medicarse ni tratarse tempranamente a la en-fermedad.

¿Es el asma una enfermedad psicológica?

No.

(Aunque algunas corrientes psicológicas afirman que es una enfermedad psíquica con manifestación orgánica.)

Otras corrientes de la psicología afirman que el asma es una enfermedad orgánica que, al desencadenarse, provoca alteraciones emocionales en el paciente.

La definición más precisa del asma nos dice que se trata de una enfermedad psicosomática.

¿Qué quiere decir esto?

Sencillamente, que el asma es un trastorno que se produce debido a la existencia de componentes orgánicos y físicos, por una parte, y de componentes psico-emocionales, por la otra, los que, al interrelacionarse, se refuerzan y potencian mutuamente.

Esta consideración es de gran importancia en el tratamiento del asma infantil, ya que muchas veces se dejan de lado los componentes emocionales de la enfermedad.

UN CASO REAL

Un niño asmático debía concurrir, junto con sus compañeros de colegio, a una pileta de natación para que un profesor les enseñase a nadar.

Llegado el momento, el niño presentó a su maestro un certificado médico para que lo excusaran de realizar tales ejercicios por padecer de asma.

El maestro sabía –por los padres y por la observación de su alumno– de la enfermedad crónica que padecía. Lo veía siempre apartado de los juegos más activos, y en una actitud pasiva, retraída, temerosa.

El maestro se comunicó con el médico, quien le manifestó que era importante para el niño entrar en contacto con el agua, flotar en ella, perderle el miedo, dar unas brazadas y, si fuese posible, hasta lograr, sin forzarlo en absoluto, que jugara a contener la respiración por unos instantes.

Convinieron que eso lo fortalecería emocionalmente, que no curaría su asma, pero le daría otras fuerzas

para sostener el tratamiento
y evitar la intensidad de las crisis
que padecía.
Y así, maravillosamente, sucedió. A
fines de ese año, el niño había
perdido el miedo al agua, había
aprendido a nadar, había desarrollado una mayor capacidad pulmonar
y, además, había logrado el respeto
y la admiración de todos sus compañeros, así como tranquilizar a su
madre para que no lo sobreprote-
giera, porque ya no tenía necesidad
de tan extremos cuidados. Había
aceptado el asma como un componente más de su vida, sobre el cual
tenía que estar siempre alerta, pero
evitando que le impidiera vivir con
alegría y plenitud.

¿Cómo se clasifica el asma según su intensidad?

El asma se clasifica, según su intensidad, en:

- **asma leve**

CRISIS: menos de una crisis mensual.

TOLERANCIA AL EJERCICIO: buena.

PERÍODO ENTRE CRISIS: no se detectan síntomas.

SÍNTOMAS NOCTURNOS: no se presentan.

- **asma moderada**

  CRISIS: una o más crisis intensas al mes.

  TOLERANCIA AL EJERCICIO: limitada.

  PERÍODO ENTRE CRISIS: síntomas moderados.

  SÍNTOMAS NOCTURNOS: ocasionales.

- **asma grave**

  CRISIS: varios episodios mensuales intensos.

  TOLERANCIA AL EJERCICIO: limitación grave.

  PERÍODO ENTRE CRISIS: síntomas permanentes.

  SÍNTOMAS NOCTURNOS: muy frecuentes.

¿Qué debe hacerse frente a un niño asmático con sobrepeso u obesidad?

Hay coincidencia entre los expertos en cuanto a que el sobrepeso o la obesidad son altamente perjudiciales para el niño asmático. El mantener un peso correcto, de acuerdo con la edad, es saludable para cualquier niño (téngase en cuenta, además, la relación entre obesidad y diabetes) pero en el caso del asmático se suma la ventaja de que el cuerpo se habitúa mejor a la medicación.

Es el médico del niño quien más rápidamente podrá calcular el IMC (Índice de Masa Corporal), índice que expresa la relación entre la estatura (talla o altura), y el peso, e indicar si existe o no sobrepeso en el paciente.

En ambos casos, tanto si existe sobrepeso como si el niño es obeso, el mismo médico aconsejará a los padres (o los guiará hacia el especialista apropiado) en todo lo concerniente a las modificaciones alimentarias y a la incorporación de actividades físicas especiales para el niño.

> *Tanto el sobrepeso como la obesidad infantil son un problema en continuo aumento en las sociedades desarrolladas y en sus grandes centros urbanos.*
> *En cuanto al crecimiento de los índices de obesidad en los niños, las cifras de las estadísticas son alarmantes: actualmente 1 de cada 5 a 7 niños (según el país) es obeso.*
> *Y si bien paulatinamente está disminuyendo la ingesta de grasas, el fenómeno sigue intensificándose debido a otras causas, como*

> *la depresión, el sedentarismo y el exceso*
> *en la cantidad de alimento*
> *que se ingiere.*

Si bien, reiteramos una vez más, la consulta al médico es imprescindible, fundamentalmente por poseer cada niño asmático características distintivas, los especialistas han elaborado una serie de consejos, en relación con la dieta alimentaria, que marcan las grandes líneas a seguir.

Debe limitarse la ingesta de grasas a sólo un 30% de las calorías diarias que consume el niño.

No comer en exceso.
(No ingerir más calorías diarias de las necesarias según el IMC –Índice de Masa Corporal–.

Aumentar el consumo de alimentos con fibras.
(En los niños se estima ese consumo en unos 15 gramos diarios.)

Controlar la ingesta de hidratos
de carbono rápidos, es decir, los
contenidos en los azúcares, dulces,
helados, tortas, tartas, etc.

Evitar estar mucho tiempo sentado, y realizar la
mayor actividad física posible, para quemar calorías.
(Siempre bajo prescripción médica en este caso de
los niños con asma.)

Beber alrededor de 8 vasos
de agua diarios.

¿Qué consecuencias puede traerle al niño no ser tratado del asma a tiempo?

La consecuencia principal de no tratar esta afección de las vías respiratorias a tiempo es que pueden producirse retrasos en el desarrollo y crecimiento del niño.

De ahí la extrema importancia que tienen los padres y maestros en el descubrimiento de aquellas señales que indican que el niño podría estar afectado por el asma. Y luego, en llevar al niño a la consulta médica, comentándole al profesional minuciosamente lo que han advertido.

La actitud de padres y maestros
debe ser activa.

No debe dejarse librado a que los demás descubran, con posterioridad, lo que hoy puede llegar a percibirse.

No se debe tener aprehensión en concurrir a la consulta médica.

No se pueden cerrar los ojos,
y negarse a aceptar que es posible
que el niño tenga asma,
porque es peor que no sea tratado a tiempo.

¿Cuál es la relación entre el asma y las actividades físicas?

En líneas generales, las actividades físicas le son adversas al niño asmático, pues al padecer éste de insuficiencia respiratoria, le provocan jadeos, respiración entrecortada, sensación de ahogo, y hasta ataques o crisis, lo que lo hace desistir de continuar con ellas.

Pero las actividades físicas son esenciales para mejorar su salud, básicamente porque tienden a intensificar su capacidad pulmonar, lo que conduce a mejorar su calidad de vida.

El gran desafío para los médicos,
ayudados por padres y maestros,
es lograr que el niño asmático mejore
su salud lo suficiente como
para que pueda desarrollar progresivamente
actividades físicas, las que a su vez
incidirán en una mejoría de la enfermedad
que padece.

En el área de las actividades físicas, especialmente, debe tratarse que el niño asmático realice las mismas actividades que sus compañeros, salvo prescripción médica contraria, y ajustando todo a que no se desencadene una crisis.

¿Por qué se insiste en esto?

Para lograr que se involucre en la actividad escolar, evitándose así el aislamiento de sus compañeros debido a su enfermedad.

¿Qué debe hacer un niño asmático antes de viajar?

Como primera medida, es muy importante saber en cada caso en particular, si el tiempo seco es un desencadenante, o si lo es el tiempo húmedo. Este conocimiento nos guiará a la hora de determinar dónde ir de vacaciones. Se optará, por supuesto, por el lugar cuyo clima resulte menos desencadenante. De todos modos, hay que recordar que las zonas tropicales, cálidas y húmedas, tienen además la desventaja de la proliferación de hongos.

Si el polvo en el aire o la contaminación ambiental son factores desencadenantes alergénicos, debe elegirse un lugar de aire puro.

Asimismo, es necesario tener una idea de los niveles de polen existentes en el lugar elegido.

¿Se recomienda alguna alimentación para el niño asmático?

Existe un planteo básico en relación con la alimentación del niño asmático:

LA ALIMENTACIÓN JUEGA UN PAPEL IMPORTANTE EN CUANTO A LA FORMA EN QUE LA MEDICACIÓN PARA EL ASMA ACTÚA EN EL ORGANISMO DEL NIÑO ASMÁTICO.

Por ejemplo:
- si el niño pierde peso en relación con el peso que debería tener, hay un componente de la medicación que pierde parte de su eficacia;
- ese componente de la medicación, por otra parte, funciona más eficazmente si el porcentaje de proteínas e hidratos de carbono es el correcto en la dieta del niño asmático; y menos eficazmente si el niño ingiere alimentos asados o cafeína.

Otro ejemplo:
- la ingesta por tratamiento prolongado de corticoides necesita de un consumo específico de vitaminas A, C y D, y, además, calcio, potasio, fósforo y ácido fólico.

Recientes investigaciones referidas a la alimentación de los niños asmáticos señalan la necesidad de la ingesta de:

salmón o atún
(ricos en ácido docosahexanoico)

arroz integral y verduras
(ricos en magnesio)

frutas y verduras
(ricas en vitaminas A, C y E)

Algunas recomendaciones acerca de la alimentación del niño asmático

Recuérdese que determinados alimentos pueden ser alergénicos para algunos niños con asma, y desencadenarles crisis asmáticas, por lo que siempre es necesaria la consulta al médico y, al menos, probar qué alimentos le son perjudiciales.

Todas las madres conocen el tipo de alimento que sus hijos no quieren comer, o que se resisten a comer. Sin embargo, es muy importante que, independientemente de sus preferencias, consuman pescado, frutas y verduras.

Las madres no desconocen qué es lo que les gusta más a sus hijos. Y esto puede no ser conveniente para una dieta equilibrada. (Es el caso, por ejemplo, de la afición a las bebidas colas o a los dulces.)

Las recomendaciones se centran en el uso de la imaginación, la sensatez y la firmeza.

Veamos:

1 El primer consejo es "disimular" ciertos alimentos, como por ejemplo, los pescados y otros frutos del mar. Un exquisito arroz con pequeños trocitos de pescado; o empanaditas; o bastoncitos de pescado empanados, o una ensalada en la que se ha incluido atún…

Recuerden que los hábitos alimenticios
se remontan a la época en que el bebé
comienza con sus primeras papillas,
mientras aún toma la leche materna.

Si aprende a comer de todo,
y en la medida de lo necesario, y ve
a sus padres comer pescado, frutas
y verduras, seguramente adquirirá
los mismos hábitos.

El segundo consejo se refiere a tratar
de que el niño no se "atiborre" en las
comidas, y para eso lo más aconsejable
es "comer más veces al día, y poco en
cada ocasión" (desayuno, refrigerio a
media mañana, almuerzo, merienda y
cena).

2

3

Las normas alimenticias adecuadas
sostienen que un niño debe ingerir, incor-
poradas a su dieta diaria:

· una a dos piezas de fruta al día (una
de estación y otra de verano, más dulce)
· pescado: al menos una vez cada dos días
· dulces: sólo una vez a la semana

- leche: un vaso al día (si no la tolera, doble ración de derivados lácteos)
- derivados de la leche, como yogur o quesos: una vez al día
- agua: 6 a 8 vasos por día
- bebidas gaseosas: reducirlas a una vez a la semana o al fin de semana
- verduras: todas las posibles

> *Las bebidas cola o las que contienen*
> *cafeína pueden ser alergénicas*
> *para un niño asmático y desencadenarle*
> *una crisis.*

¿Cómo se debe proceder con la vacunación?

Los medicamentos con esteroides que toman los niños asmáticos no interfieren con la capacidad de ser inmunizados a través de las vacunas.

¿Por qué un niño asmático debe ser vacunado?

Porque la vacunación lo protege contra infecciones que pueden llegar a afectar sus vías respiratorias, y empeorar su estado.

Por supuesto, siempre bajo prescripción médica.

Crisis asmática

¿Cómo se presenta en un niño una crisis asmática?

En las crisis breves y muy intensas:

1 el niño presenta una tos hueca y fuerte;

que puede estar acompañada de una aceleración de la frecuencia de los latidos cardíacos (llamada taquicardia); **2**

3 y también de una aceleración anormalmente intensa de la respiración (que se denomina taquipnea);

intensa sudoración, gran ansiedad, irregularidad respiratoria, "ruidos" respiratorios roncos o como silbidos (sibilancias); **4**

5 pueden aparecer señales de retracción del tórax y el cuello, por la fuerza que se hace para respirar;

al ir finalizando la crisis, el niño puede acompañar a la tos una abundante mucosidad o esputos adherentes que provienen de los pulmones. **6**

> *Hay que tener en cuenta que si los niños*
> *son muy pequeños, generalmente*
> *no se hará presente la tos.*

¿Cómo se desencadena un ataque o crisis asmática?

El factor, o los factores, variables en cada persona, y peculiares de cada persona, deben ser conocidos por ésta, quien deberá tratar de evitarlos, precisamente para que no se desencadene una crisis.

Algunos de ellos son:

- la caspa;
- los ácaros, existentes en el polvo doméstico;
- el polen y los hongos;
- el humo del tabaco;
- el olor a pintura, a adhesivos, etc.;
- olores intensos;
- contaminación atmosférica;
- aire muy frío;
- humedad elevada;

- determinados alimentos;
- aditivos, mejoradores, conservantes de los alimentos;
- estrés emocional.

> *Veremos más detenidamente estos factores desencadenantes más adelante y en la segunda parte de este libro, referida a las ALERGIAS.*

¿Cómo se advierte el comienzo de un ataque grave de asma?

Hemos considerado más arriba el advenimiento de una crisis o ataque de asma en un niño.

Insistiremos nuevamente describiendo los síntomas, en este caso de una crisis o ataque grave, para reforzar el conocimiento sobre este tema, de vital importancia.

> **Una advertencia fundamental**
> *Las vías respiratorias de los pequeños varían mucho en relación con las de los adultos, por lo que se hace necesario proceder con gran*

rapidez y eficacia al desencadenarse
una crisis asmática en un niño, para
evitar cualquier tipo de secuelas.
Si el niño ya tiene experiencia con
su enfermedad se ha preparado
con su médico para afrontar una crisis.
¿Qué significa entonces estar
preparado?:
el ser capaz de reconocer los signos
iniciales del advenimiento de una crisis,
y sin entrar en pánico, seguir los pasos
de un plan dispuesto con el médico para
esas ocasiones.
(Muchos niños lo llevan por escrito para
no olvidarse de ninguna acción
que deban acometer).

Veamos algunas características que preanuncian un ataque o crisis asmática de cierta gravedad (los signos de la crisis pueden aparecer hasta dos días antes de producirse la misma, lo que da el tiempo suficiente como para consultar con el médico y enfrentarla exitosamente).

1 Comienzan a producirse dificultades
para respirar, (incluso durante el sueño),
lo que suele llamarse "sufrimiento respiratorio"
lo que suele provocar en el niño
ansiedad, temor, y hasta pánico,
y acarrearle problemas para expresarse.

Se incrementa el ritmo de la respiración.
Puede contarse el número
de respiraciones durante quince
segundos; y el resultado se multiplica
por 4, lo que dará la cantidad
de respiraciones por minuto (dato que
debe ser transmitido al médico) **2**

3 Se produce un ensanchamiento
del pecho.

Aumento notable de la tos. **4**

5 Aparición de jadeos, gruñidos roncos.

El color de la piel o palidece o se enro-
jece, según el caso, y los dedos se tornan
azulados. **6**

¿Cómo debe procederse ante un ataque o crisis de asma?

Es muy importante, si su niño es asmático, tener preparado un plan de control ante un ataque o crisis. Este plan deberá ser organizado para resolver cualquier situación aguda, de emergencia, que pueda producirse, y el consejo del médico para concretarlo es imprescindible.

1 Es imprescindible que los adultos conserven la calma, transmitiéndole al pequeño seguridad, dominio de la situación, control de lo que se está dando.

Ante las primeras señales de un posible ataque, deben seguirse los pasos que ha aconsejado el médico para ese tipo de situaciones, vigilando de cerca la evolución de los síntomas. **2**

3 Ante la aparición inequívoca de los síntomas del ataque asmático, es necesario que se acuda inmediatamente al médico o, si se lo advierte muy intenso, llamar directamente a la ambulancia y llevarlo a un sanatorio u hospital.

LA FUNCIÓN DE PADRES, FAMILIARES,
MAESTROS Y MÉDICO ES FUNDAMENTAL
EN RELACIÓN CON EL NIÑO ASMÁTICO:
ES NECESARIO QUE SE LE ENSEÑE CÓMO
ADVERTIR Y PREVENIR LOS ATAQUES
EN CASO DE ESTAR SOLO,
Y CÓMO PROCEDER EN ESAS SITUACIONES.

¿Qué es lo que no se debe hacer ante un ataque o crisis asmática intensa?

Usar el humidificador.

Permitir que el niño respire aire
caliente y seco.

Impedir que el niño respire dentro
de una bolsa.

Tomar más cantidad de medicamentos
que los que él médico ha recomendado.

Terapias, tratamientos y medicamentos

¿Cómo puede controlarse el asma en un niño?

El primer paso consiste en reducir lo más posible los factores desencadenantes ambientales, asegurando al niño un nivel satisfactorio de descanso, de nutrición y de actividad.

Debe, asimismo, tener el más amplio conocimiento acerca de la enfermedad crónica que padece su hijo, llevándolo cada vez que sea necesario a la consulta médica, y asegurándose de cumplir con el tratamiento prescripto, y de darle la medicación adecuada que se le ha indicado.

Debe tratar que el niño reconozca su enfermedad, pero que ésta no se constituya en el centro de su vida.
El niño debe considerarse a sí mismo como una persona saludable, no como un ser enfermo.
Debe infundírsele la confianza para que pueda por sí solo enfrentar las dificultades normales y cotidianas de su vida con éxito. Esto a su vez garantizará que logre éxito en el manejo de su enfermedad en los años futuros.

Es necesario evitar que los síntomas del asma afecten la energía del niño, impidiéndole un normal desempeño en la escuela, en sus estudios y en las relaciones con sus compañeros.
Lo que sí debe mantenerse bajo control permanente es el tratamiento indicado.
Los padres, los familiares del niño asmático y el médico deben trabajar juntos en este sentido, y más aún cuanto menor sea la edad del niño.

¿Cuál es el tratamiento aconsejado para el asma?

En el caso del asma, el médico puede recetar determinados medicamentos y además, algunos aparatos o dispositivos específicos, con el objetivo de controlar eficazmente la enfermedad.

Para comprenderlo mejor:

El tratamiento del asma suele sostenerse en los llamados medicamentos de base (terapia de corticoesteroides), que evitan que el árbol bronquial se inflame, y son de efecto prolongado; y la aplicación

de broncodilatadores, de efecto rápido,
para actuar en los momentos de crisis,
atenuando los síntomas, lo que se hace
mediante el uso de dispositivos
o aparatos especiales.

Los medicamentos

Son de tipo oral (pastillas o tabletas), los que suelen administrarse en los casos más agudos; o para ser inhalados o nebulizados a través de ciertos dispositivos.

Los medicamentos orales suelen acarrear efectos secundarios que el enfermo y sus padres deben conocer. Estos suelen ser:

- dolor de cabeza;
- dolor de estómago;
- cansancio;
- temblores en las manos.

> *Dado que estos efectos secundarios que acarrean los medicamentos orales pueden incidir en el comportamiento y rendimiento del niño en la escuela, los padres deben estar atentos y volver a consultar con el médico, para ver si es posible un cambio en la medicación o en la dosis prescripta para atenuar dichos efectos.*

Deben seguirse estrictamente las indicaciones del médico especialista en cuanto a los medicamentos prescriptos, su dosis y la periodicidad en que deben ser tomados.

NO DEBEN DEJAR DE TOMARSE
LOS MEDICAMENTOS AÚN CUANDO
DESAPAREZCAN LOS SÍNTOMAS,
SIN QUE EL MÉDICO LO AUTORICE.

Muchos de ellos deben tomarse regularmente para evitar que las crisis sean más agudas cuando se produzcan.

Asimismo, se ha detectado que ciertos medicamentos que se usan en forma de inhalador-nebulizador pueden provocar en algunos niños asmáticos:
- estados de hiperactividad;
- nerviosismo.

Debe ser consultado el médico en cuanto estos efectos secundarios aparezcan.

Veamos ahora cuáles son los dispositivos que se utilizan para el tratamiento del asma:

- **medidor de flujo máximo (MDFM):** sirve para medir la facilidad de la respiración;
- **inhalador de dosis medida (IDM):** puede ser utilizado por los adolescentes, y sirve para administrar medicamentos para el asma;

- **espaciador o cámara de depósito:** se instala en los inhaladores;
- **nebulizador:** sirve para administrar el medicamento en forma de rocío; es de fácil manejo, y apto para niños pequeños, o para aquellos que no toleran los otros dispositivos;
- **inhalador de polvo seco:** también pueden ser utilizados por adolescentes.

Nota: en el caso de estos dispositivos, el médico enseñará a los niños asmáticos y a sus familiares cómo se usan correctamente.

Si la totalidad de los niños y pacientes con asma tomaran regularmente sus medicamentos, según la prescripción de sus doctores, se evitarían la mayor parte de las internaciones en hospitales y centros de salud, causadas por ataques o crisis asmáticas.

¿Qué es la terapia de inhalación?

Es una terapia muy usada en el tratamiento del asma, especialmente durante las crisis o ataques, y consiste en la aplicación de medicamentos broncodilatadores por medio de dispositivos denominados inhaladores.

Es de gran importancia, especialmente en el caso de los niños asmáticos, que el médico les enseñe el uso correcto de estos dispositivos, ya que, de usarse mal, el efecto de la medicación será menor, y esto puede ser muy grave en un severo ataque de asma.

Hay distintos tipos de inhaladores, y cada uno suele tener su propio sistema, o ciertas peculiaridades de manejo que difieren de los demás; pero todos deben conseguir lo que se denomina un Óptimo de Flujo Inspiratorio, o la cantidad de medicamento que pueden introducir en los pulmones durante la inspiración.

¿Qué es y cómo funciona un medidor de flujo espiratorio máximo (MFEM)?

Este dispositivo cumple la función de determinar hasta qué punto están abiertas las vías respiratorias del niño asmático.

En otras palabras: es como el termómetro para el paciente con fiebre. O una alarma que se enciende ante una variación negativa, permitiendo una acción más temprana y rápida para que los pulmones regresen a la normalidad.

El niño con asma muchas veces siente una opresión o un peso en su pecho. Para saber si realmente se está produciendo una variación en sus vías respiratorias, debe utilizar este dispositivo, que en inglés se denomina "Peak Flow Meter".

¿Qué otros beneficios tiene este aparato para el paciente asmático?

· De inmediato puede saber el estado de sus vías respiratorias si se despierta en la noche con la sensación (muchas veces falsa) de que una crisis asmática se avecina.

· Para identificar los factores que más lo perjudican en relación con el asma.

· Para evaluar la evolución del cuadro (es decir, cuál es la intensidad del proceso del asma, en el sentido de leve, moderada o grave).

· Para controlar mejor la enfermedad, especialmente ante la realización de actividades físicas.

En el sentido de control de la enfermedad, algunos médicos enseñan a los niños que atienden qué medicamento deben tomar cuando el flujo máximo, determinado por este dispositivo, desciende de cierto nivel.

Los padres del niño asmático pueden ayudar enormemente, aprendiendo a través del médico, y junto con su hijo, a confeccionar unas sencillas tablas en las que se anotarán todas las lecturas del flujo espiratorio máximo, para advertir si están descendiendo, y en ese caso proceder con la medicación que el facultativo prescriba.

EL ASMA NOCTURNA

Es necesario que el niño con asma conozca las variaciones que se producen en sus niveles de flujo espiratorio máximo durante la noche, porque es en ese período cuando el asma empeora (ya que normalmente al dormir existe una disminución de la cantidad de oxígeno en la sangre, siendo en los asmáticos más frecuente y de mayor intensidad).

¿Cómo controlar esta variación? No es necesario despertarse para hacerlo.

Basta con usar el MFEM (medidor de flujo espiratorio máximo) tomando una lectura antes de dormirse y otra al despertarse, por la mañana, lo que le dará el grado de asma nocturna.

De darse una variación mayor al 15% entre una y otra lectura, es necesario que se consulte al médico.

<u>Nota:</u> estos dispositivos se pueden adquirir sin receta médica, pero nosotros recomendamos siempre que se consulte al médico. Especialmente porque exigen un cierto entrenamiento para manejarlos bien.

¿A qué se llama "método del semáforo"?

La utilización del dispositivo de medición del flujo espiratorio máximo (MFEM) permitirá al niño saber cuál es "su mejor marca" en relación con dicho flujo.

Una vez que la conozca, habrá sentado las bases para tener su propio "semáforo". ¿Qué significa esto? Que se generará una zona de luz verde, otra de luz amarilla, y una tercera de luz roja, tal como la secuencia de luces de un semáforo. Y el parámetro de medida será la que es su mejor marca de flujo máximo espiratorio.

Así, cuando mida dicho flujo tendrá:

LUZ VERDE = SIN PROBLEMAS

(Cuando lo medido se encuentre entre el 80% y el 100% de dicha marca máxima.)

Esto significa que el asma está controlada, estando en tratamiento médico crónico, y si se mantiene en esa zona verde con escasas variaciones, el médico podría llegar a disminuir la medicación diaria.

LUZ AMARILLA = PRECAUCIÓN

(Cuando lo medido se encuentre entre el 50% y el 80% de la marca máxima.)

Seguramente será necesario aumentar las dosis de los medicamentos. Es necesaria la consulta con el médico.

LUZ ROJA = PELIGRO

(Cuando lo medido se encuentre por debajo del 50% de la marca máxima.)

El asma no está controlada, por lo que se recomienda el uso del inhalador con broncodilatadores, como terapia frente a una posible crisis o ataque, si es que se vuelve de inmediato a la zona amarilla o se oscila entre ella y la roja. Si perdura lo medido una y otra vez en la zona roja, pese al uso del inhalador, concurra con urgencia al médico.

Este método es muy conocido entre los niños con asma. Sin embargo, es necesario señalar que todo lo relacionado con el asma jamás puede ser considerado como un mero juego.

Cualquier acción en relación con esta enfermedad, y más entre los niños, debe ser controlada y vigilada por los profesionales médicos. La gravedad de las consecuencias así lo indica.

Es decir: si el asma del niño es comprobadamente leve o moderada, y el tratamiento se cumple, y está bajo constante vigilancia y control médico, el juego del semáforo sirve de ayuda para que el niño aprenda a convivir con su asma.

Si, en cambio, el asma del niño está entre moderada y aguda o grave, debe ser más estrictamente controlado por sus padres.

¿Atenúa la gravedad de los síntomas el control estricto del asma?

No.

Mantener controlada el asma con la medicación prescripta no disminuye los riesgos e intensidad de sus síntomas. Un niño asmático que cumple estrictamente con el tratamiento indicado puede tener, por ejemplo, dificultades respiratorias al hacer algunos ejercicios, y también experimentar diariamente algunos de los síntomas.

En conclusión: todo lo que compone una alta calidad de vida para un niño no asmático no puede ser gozado por un niño que padece de asma, aún cuando controle estrictamente esta enfermedad respiratoria.

Sin embargo, es muy peligroso
no controlar el asma, dejando
de lado los medicamentos
y abandonando la terapia
complementaria.

Hay hechos cuyo conocimiento es de vital importancia en relación con el tratamiento del asma:

Después de cada ataque de asma
la función pulmonar se resiente.

Una recaída por no tomar los medicamentos
ni precauciones frente a la posibilidad de una crisis
provoca una involución en el estado general del paciente,
perdiéndose toda mejoría que pudiera haberse logrado.

Estos dos hechos nos dicen que no se debe bajar nunca la guardia, y que no se debe abandonar el tratamiento, salvo que el médico así lo prescriba.

El tratamiento del asma es de los que se denominan tratamientos crónicos. Y se llaman así porque es muy posible que se deban cumplir de por vida.

¿Existen otro tipo de tratamientos para el asma?

Existen terapias respiratorias y terapias de autorelajación, que ayudan al niño asmático a evitar las crisis o ataques. Pero estas terapias son siempre complementarias del tratamiento de medicamentos de base y medicamentos broncodilatadores, aplicados con inhaladores.

¿Pueden ayudar las hierbas medicinales en el tratamiento del asma?

En muchos hogares, es costumbre la ingestión de hierbas medicinales naturales.

Sin embargo, en el caso de los niños con asma se recomienda consultar al médico, ya que muchas de dichas hierbas pueden producir efectos contraproducentes, alterando incluso la eficacia de los medicamentos para el asma.

Por ejemplo, está comprobado que las equináceas alteran los efectos de los medicamentos inmunodepresores que se utilizan en el tratamiento del asma.

¿Afectan los medicamentos para el asma al niño que los toma?

No en forma notable. Estudios recientes no han podido comprobar sino una muy imperceptible diferencia en el crecimiento entre los niños con asma tratados con corticoesteroides y los niños que no toman estos medicamentos, cuya contraindicación es precisamente que el tratamiento prolongado puede afectar el crecimiento.

Los esteroides (no deben confundirse con los que usan los atletas), por otra parte, especialmente los que se toman en forma de pastillas o píldoras o jarabe, pueden afectar los huesos si se los toma durante mucho tiempo. Aunque si se inhalan mediante nebulizador, estos efectos no se producen.

De todos modos, los beneficios de estas drogas son vitales para el niño asmático, y le permiten no sólo controlar su enfermedad sino llevar una mejor calidad de vida.

¿Cuál debería ser la actitud del niño con asma frente a los medicamentos?

Lo que se recomienda lograr es que el niño que padece asma no acuda a los medicamentos ante la más mínima señal o temor, sino que "resista" un poco, sin correr por ello ningún riesgo. Es decir, que al convivir con el asma y conocer las reacciones de su cuerpo pueda "manejar" o controlar un poco más su enfermedad, sin aproximarse a padecer un ataque asmático, sin dejarse llevar por el pánico.

Es difícil lograrlo. La contención de la familia y del médico es, en este punto, fundamental.

El rol de padres, médicos y maestros

¿Qué hará el médico para averiguar si el niño padece asma?

Lo primero que hará el médico será hablar con los padres o con quienes están a cargo del niño, y lo hayan llevado a la consulta, preguntándoles acerca de la historia personal del paciente.

El médico buscará luego otras condiciones que generalmente están asociadas al asma:

· fiebres altas;

· rinitis (inflamación nasal) alérgica;

· pólipos nasales;

· reflujo gastrointestinal;

· eczemas;

· dermatitis atópica.

> *La rinitis es uno de los síntomas*
> *tempranos del asma bronquial.*
> *Se expresa generalmente como*
> *"moqueo" o caída de líquido por la nariz.*

> *El reflujo gastrointestinal*
> *o gastroesofágico está relacionado con*
> *el asma. Entre el 50% y el 60% de los*
> *niños asmáticos lo padece. Y debe ser*
> *tratado, porque les provoca molestias de*
> *garganta, dolores de pecho, carraspera,*
> *tos, y, lo que es peor, empeora*
> *o desencadena la obstrucción bronquial.*

El médico, por otra parte, descartará otras causas de obstrucción de las vías respiratorias como: fibrosis quística, bronquitis virósicas agudas, tumores bronquiales, etc.

Y tendrá en cuenta otros múltiples factores, como:

• antecedentes familiares en cuanto a enfermedades respiratorias o alérgicas;

• el período o la estación del año en que se han producido los síntomas;

- si el niño está o ha estado expuesto a factores alérgicos o irritantes;

- los diversos síntomas, según se den de día o de noche;

- la duración y la frecuencia e intensidad con que se manifiestan los síntomas;

- los lugares donde dichos síntomas se dan con mayor frecuencia o intensidad (como el hogar, la escuela, el club, la calle);

- existencia de infecciones respiratorias de cualquier tipo (éstas pueden producir en el niño el silbido al respirar;

- las características de los ataques o crisis;

- si se produce un empeoramiento gradual de los síntomas;

- si el empeoramiento se da mientras se realiza una actividad física.

Debe siempre tenerse en cuenta que los síntomas pueden aparecer y desaparecer, que puede haber intervalos entre los mismos de unos días o de años, por lo que es importante asociar lo que ocurrió en el pasado con lo que acaba de ocurrir, y tener bien presente su periodicidad y frecuencia para comunicárselo minuciosamente al médico.

El médico, en las consultas de diagnóstico, procederá asimismo a medir la capacidad pulmonar del niño, mediante un aparato que se denomina espirómetro.

> *El espirómetro es un aparato que se usa para medir la cantidad de aire que entra y sale de los pulmones en forma normal, y luego su variación ante diferentes estímulos, como la simulación del asma, o la disminución de los síntomas con los medicamentos para el asma.*

> *La flujometría (PEF), es otro método, más simple, para medir cualquier limitación transitoria al flujo de aire durante la espiración.*

¿Qué pruebas realizará el médico para diagnosticar el asma?

Fundamentalmente, el médico buscará determinar el funcionamiento pulmonar del niño.

Para ello realizará varias pruebas que lo conduzcan a determinar las características y el grado de obstrucción de sus vías respiratorias. También la respuesta a elementos alérgicos que, según lo que ha recogido de lo que le han dicho padres y maestros, puedan haber ejercido un efecto irritativo en el paciente. Y, por último, realizará pruebas para saber cuál es la reacción del niño ante la medicación.

Las pruebas para la determinación del fundionamiento pulmonar en los niños suelen encararlas clínicas y laboratorios especializados.

EN EL DIAGNÓSTICO E INVESTIGACIÓN
DEL ASMA ES DE GRAN IMPORTANCIA
REALIZAR CORRECTAMENTE
UNA ESPIROMETRÍA.

La espirometría es una prueba que, bien hecha, permite realizar el diagnóstico del asma, definir el tratamiento, y concretar el seguimiento del paciente.

Otras pruebas médicas:

• **radiografías:** las radiografías de tórax se utilizan para comprobar si hay signos de expansión excesiva de los pulmones, así como para determinar la existencia de infecciones o tumores.

• **pruebas alérgicas:** debido a la gran interrelación entre los trastornos alérgicos y el asma, se han de realizar al niño pruebas alérgicas cutáneas (a las que se denomina prick-test).

¿Qué pueden hacer padres y maestros?

Por sobre todo, estar atentos, conocer todos los síntomas de la enfermedad, y ante la aparición de algunos de ellos, llevar al niño al médico.

No deben sentir temor a parecer exagerados o sobreprotectores, llevándolo o aconsejando la consulta médica: ésta es imprescindible para diagnosticar el asma y comenzar lo antes posible a tratarla.

¿Está resfriado o no?

Cuando perduran los síntomas de un resfrío o una gripe en el niño, suele decirse que "no se ha curado bien", o "no se ha curado del todo" del trastorno que ha padecido.
¡Puede ser asma!
¿Cómo quedarse tranquilos?
¡CONSULTANDO AL MÉDICO!

Veamos todo aquello que es significativo en relación con el asma, y que padres y maestros pueden advertir en el niño:

• que tiene menos fuerza, energía e ímpetu que los otros en sus juegos;

• que se controla, tratando de limitar o de evitar cualquier actividad física intensa, para no ponerse a toser o para no sentir que se ahoga;

• que la respiración, aún por breves períodos, se torna ruidosa, sin estar resfriado;

• que presenta la característica de "pecho apretado", es decir, que no se desarrolla, que permanece como hundido.

Pero, fundamentalmente:

• que le dan ataques repetidos y constantes de los síntomas que ya les hemos descripto.

CUANTO ANTES SE DESCUBRA QUE UN NIÑO PADECE ASMA, ANTES PODRÁ INICIARSE UN TRATAMIENTO QUE EVITE COMPLICACIONES FUTURAS Y AGRAVAMIENTOS DE LOS ATAQUES O CRISIS.

Otro importante aporte de padres y maestros tiene que ver con la incidencia de agentes irritantes o alérgicos presentes en el ambiente en que se mueve el niño.
Deben estar atentos, por ejemplo:

• si hay fumadores en la casa, o en los ambientes donde el niño desarrolla sus actividades;

> *Está comprobado que en los niños nacidos de madres que fuman, o los que una vez nacidos viven en un hogar donde hay uno o más fumadores, tienen mayor incidencia las enfermedades respiratorias infecciosas y el asma.*

• si hay una fábrica cercana al hogar, de la que se desprenden olores, o humo, o cualquier tipo de contaminantes;

• si hay mucho polvo en el aire, por el viento, o en lugares donde juega el niño, como un desván o un garaje, dado que en el mismo se hallan partículas que provocan reacciones irritantes o alérgicas (los excrementos de ácaros del polvo o de cucarachas, escamas de piel muerta, caspa, restos de polen, moho, etc.).

¿Por qué es tan importante el papel de los padres?

Es de fundamental y vital importancia que un niño con asma, calificada de moderada a severa, tome su medicación.

Frente a esto, se da una tendencia, tanto en los

médicos como en los padres, familiares y maestros que tratan y conviven con el niño asmático, a atenuar la gravedad del asma que padece, por razones siempre afectivas, en el sentido de no impresionarlo, no atemorizarlo. Y esta actitud es positiva... siempre y cuando no conduzca al niño a minimizar su enfermedad y, en consecuencia, a no tomar regularmente su medicación de mantenimiento.

Lograr el equilibrio en estos casos
siempre es extremadamente difícil.

Pero en esto debemos insistir, porque las encuestas nos dicen que sólo el 40% de las familias de niños asmáticos instan a sus hijos a seguir el plan de control de su asma.

También es necesario que los médicos precisen ante los padres la gravedad del cuadro que el pequeño presenta, ya que en muchos casos la regularidad en la administración de los medicamentos es una cuestión vital.

Escolaridad

¿Cómo influye el asma en la escolaridad del niño?

Según sea la intensidad del asma que padece un niño, la incidencia en su actividad escolar, en cuanto al porcentaje de ausentismo, será escasa y ocasional (en el caso del asma leve); mayor, es decir, con cierta frecuencia de faltas (en el asma moderada); o intensa, con ausencias muy frecuentes (en el asma grave).

¿Qué deben hacer los padres cuando su hijo con asma va a la escuela?

• El primer paso consistirá en informar a todo el personal de la escuela que va a tener contacto con el niño, y especialmente a la maestra que lo tendrá a su cargo, sobre el asma que padece.

• Si es necesario y posible, solicitar una reunión para explicarles detalladamente y en conjunto las características de la enfermedad en su hijo.

• Es necesario que explique lo siguiente:

1 Qué medicamentos le han sido prescriptos por el médico, y cómo y cuándo debe él mismo o deberán ellos administrárselos.

Cuál es el grado de intensidad del asma del niño (leve, moderada o grave), y qué tipo de crisis o ataques pueden aquejarlo. **2**

3 Qué procedimientos deben seguirse cuando esos ataques se produzcan.

Que, pese a la enfermedad, lo traten con toda normalidad. **4**

5 Todo otro tipo de indicación que el médico le haya dado para el mejor tratamiento del niño.

Especialmente todo lo concerniente a qué grado de actividad física puede desarrollar, según lo prescripto por el médico. **6**

7 Los efectos secundarios que pueden producir los medicamentos en el niño, para que sean reconocidos por el docente y tolerados en consecuencia; lo mismo que las ausencias provocadas por las crisis.

¿Cómo debe ser tratado un niño asmático en la escuela?

Si los padres del niño que padece asma actúan coordinadamente con los maestros, éste no tendrá ninguna dificultad en su aprendizaje y en la relación con sus compañeros.

Veamos algunos de los pasos a seguir para lograr este objetivo.

• Uno de los primeros pasos es el conocimiento por parte de los padres y de los maestros de todo lo concerniente a la enfermedad, al reconocimiento de sus síntomas, a sus características específicas para cada persona, a la necesidad de cumplir con el tratamiento prescripto por el médico, y a sus condicionamientos emocionales.

Este conocimiento se convertirá en un instrumento muy importante para detectar los síntomas del asma en los niños, y también para prevenir la enfermedad, al preocuparse por hacer de la escuela un ámbito libre de agentes irritantes o alergénicos.

• Otro paso consistirá en la transmisión de estos conocimientos por los maestros a sus alumnos, lo que redundará en una mejor comprensión del compañero con asma, en la generación de respeto y solidaridad hacia éste.

Cuando el ámbito escolar contiene al niño asmático sin considerarlo un "niño enfermo", aunque con pleno conocimiento de las características de la enfermedad que padece, se generan actitudes que lo refuerzan emocionalmente: compañeros que van a su hogar a contarle qué se dijo en clase, y qué tareas escolares hay que hacer, cada vez que tiene que ausentarse por un ataque o crisis; compañeros que viven con absoluta normalidad el uso de los dispositivos, como inhaladores o nebulizadores; compañeros que le permiten integrarse a sus juegos como uno más de ellos, aunque cuidándolo y protegiéndolo con afecto y comprensión.

• Es muy importante que el maestro, al explicar sencillamente a sus alumnos las características del asma, le pida al niño que la padece el dispositivo que usa, en el caso de que así suceda, y les muestre su funcionamiento.

• El maestro y el ámbito escolar deben generar un ambiente de apoyo para los niños con asma. Permitirles que lleven consigo los dispositivos con la medicación, sin "distinguirlos" de los demás enviándolos a un lugar especial del edificio para medicarse (siempre y cuando el médico haya autorizado que el niño se medique con su inhalador de dosis medida).

• Por sobre todo, el maestro debe tratar con toda normalidad al niño con asma, para que los compañeros de éste lo traten del mismo modo.

La actitud sobreprotectora hacia el niño asmático por parte de los docentes y autoridades educativas suele ser altamente contraproducente en el ámbito escolar para el logro de una buena inserción en éste.

¿Qué debe hacer un niño con asma al concurrir a la escuela?

En el comienzo del ciclo escolar, se debe aconsejar al niño lo siguiente:

• debe aprender a evitar y controlar los factores desencadenantes de un ataque de asma en la escuela: evitar el polvo en los recreos, el polvo de la tiza al borrarse el pizarrón, probar si los olores en el gabinete de química le son soportables, etc;

• debe saber, asimismo, qué nivel de actividades físicas puede desarrollar y qué deportes puede practicar, teniendo con él la medicación apropiada en caso de crisis provocada por el ejercicio;

• hablar con el maestro y, si es posible, con todos sus compañeros acerca de su enfermedad, de las crisis que pueden aquejarlo, de qué medicamentos debe tomar, y qué se debe hacer si la complicación es aguda.

¿De qué deben preocuparse los padres al ir su hijo con asma a la escuela?

Deben hablar con el maestro, con los maestros de actividades físicas y con los directivos de la escuela acerca de la enfermedad de su hijo.

Deben, además, inquirir en la escuela:
• si se permite fumar al personal
• si hay aire acondicionado en determinados ambientes o si éstos están suficientemente aireados
• si el personal de limpieza utiliza productos irritantes o alergénicos
• si hay gatos en el edificio escolar
• si la escuela cuenta con una enfermería o asistencia médica permanente

- si se permite que los niños asmáticos lleven su medicación y si los dejan tomarla cuando la necesitan
- si al realizar actividades físicas pueden controlar a los niños con asma, de modo que la actividad sea segura
- si tienen algún plan institucional para evacuar de urgencia a un niño ante un ataque o crisis hacia un hospital o centro médico

¿Por qué se producen más ataques de asma al comenzar las clases?

Como ya afirmamos, en el asma influyen intensamente como desencadenantes de crisis los fenómenos emocionales. De este modo, la ansiedad del nuevo curso escolar, de los nuevos maestros, de las nuevas exigencias, son determinantes para que muchos niños asmáticos pierdan el control y equilibrio, y padezcan crisis asmáticas.

Asma y alergias

¿Qué factores no alergénicos son desencadenantes del asma?

Existen factores desencadenantes del asma que no son de origen alergénico.

• La obesidad infantil

Es éste un factor que no puede ser eliminado fácilmente, ya que no se puede poner a dieta a un niño asmático sin la autorización y la supervisión de un médico.

Pero es posible que los padres traten de controlar el crecimiento del peso de su niño, tratando de que ingiera una dieta equilibrada, y que, por ejemplo, no coma muchos dulces.

OBESIDAD INFANTIL Y ASMA

Las más recientes investigaciones sobre la relación entre asma y obesidad infantil han dado como resultado que sí existe una gran relación entre ambas, aunque no se sabe a ciencia cierta a través de qué mecanismo, es decir, si el niño asmático, al no realizar actividades físicas normales, se torna obeso, o si la misma obesidad del niño es la que afec-

---

> *ta su actividad bronquial.*
> *De todos modos, esta comprobación ha arrojado consecuencias alentadoras, ya que se han comenzado a estudiar programas dietéticos y de actividades físicas dentro de la terapia contra el asma.*

• El estrés

Es éste otro factor difícil de controlar, ya que la misma enfermedad, en el caso de los niños, puede someterlos a un grave estrés (por el temor continuo a una crisis asmática repentina; por su siempre complicada adaptación al medio escolar, etc.).

Debemos recordar que hay muchos factores desencadenantes de origen no alérgico que pueden desencadenar un ataque de asma. Por ejemplo, un leve, común y simple resfrío.

¿Cuáles son los agentes alergénicos que provocan el asma?

• Las cucarachas

Es uno de los agentes alergénicos más importantes en las grandes concentraciones urbanas, fundamentalmente por la alta concentración de sus excrementos en el polvo.

• Los gatos

Se recomienda no tener gatos en las casas (ni otras mascotas) de los niños que son hijos de madres asmáticas.

Según los más recientes estudios, estos niños son hipersensibles al componente alergénico de los gatos (existente en la piel de estos animales), y ante el contacto con ellos comienzan con jadeos y alteraciones en la respiración.

• El moho

La sensibilidad al moho es una de las más comunes causas desencadenantes de ataques de asma en los niños, pues llegan a la parte más baja de las vías respiratorias.

Los hongos muy comunes en el interior de las casas, durante todo el año. Y se mantienen especialmente en los ambientes con aire acondicionado.

La recomendación es airear muy bien el interior de la casa.

Especialmente peligrosos, en cuanto a la generación de esporas de hongos en los ámbitos de casas y oficinas, son los equipos de aire acondicionado cuando no son utilizados durante gran parte

> *del año, y puestos a funcionar, sin la precaución de hacerlo con las ventanas abiertas durante varias horas. Los hongos se multiplican durante el otoño e invierno en el aparato, y son expulsados de golpe al ponerse éste en funcionamiento.*
>
> *Sin embargo, si en el ambiente ya no hay hongos, y éstos no se han desarrollado durante el invierno en el equipo de aire acondicionado, éste se torna beneficioso porque seca el aire del ambiente.*

<u>Nota:</u> Estos son algunos de los agentes alergénicos capaces de provocar crisis asmáticas en los niños que padecen asma. Se verán con mayor detenimiento y en forma más completa en la segunda parte de este libro.

¿Siempre la causa del asma es una alergia?

No. Hay asma de origen alérgico, y asma de origen no alérgico.

Aspectos emocionales

¿Existe un tratamiento psicológico específico para el niño asmático?

Dado que como ya dijimos, el asma es en realidad una enfermedad crónica psicosomática, es decir, un trastorno orgánico que se interrelaciona con factores emocionales, es necesario tener en cuenta una serie de normas para el trato del paciente que podrían considerarse en su conjunto como un tratamiento psicológico.

El conocerlas, por parte de padres, familiares y maestros, ayudará enormemente a elevar la calidad de vida del pequeño que sufre de asma.

·

Lo más importante y básico en la relación
con el niño asmático es el afecto.
Debe ser contenido fundamentalmente
por el cariño de los que lo rodean.

·

También es de suma importancia la medida
del afecto. Sobreproteger, es decir, proteger
en exceso, si bien puede ser un hecho
afectivo, indudablemente, tenderá a ahogar
o a debilitar la individualidad y autonomía del

niño, quien deberá enfrentar su enfermedad
por sí mismo, durante toda su vida.

•

El niño no debe ser agobiado con un exceso de
recomendaciones acerca de la enfermedad.
El equilibrio es difícil, pero hay que lograrlo.

•

Es necesario que los padres no transmitan al
niño sus angustias, sus miedos, sus ansiedades,
en relación a la enfermedad, en la medida de lo
posible.

•

El niño debe estar rodeado de un ambiente de
optimismo, serenidad y calidez.
Todo debe confluir para incentivar la confianza
en sí mismo.

•

Su vida debe transcurrir con la mayor normalidad, como la de cualquier otro niño, con las rutinas
cotidianas y las actividades que son características
de su edad.

•

No debe recurrirse al padecimiento de la enfermedad para justificar el no hacer esto o aquello.

El niño, los padres, sus familiares y el médico, cuando éste diagnosticó el asma, debieron trabajar coordinadamente para elaborar y llevar a cabo un plan de vida diaria y de tratamiento para el niño.
Las limitaciones que éste tenga para realizar determinadas actividades son conocidas por todos, y deben ser aceptadas con absoluta normalidad, sin necesidad de referirlas constantemente a la sintomatología asmática.
Se deben evitar expresiones como "no debes hacer esto porque eres asmático".

.

Otro de los aspectos vitales, desde el punto de vista psicológico, es el conocimiento y conciencia que el niño debe tener de su enfermedad, y de todo lo que tiene que ver con ella.
Ninguna decisión con respecto a la enfermedad debe ocultársele o no explicársele al niño que padece asma (como, por ejemplo, un cambio en la medicación o en el tratamiento).
Todo debe ser acordado con él, y hay que explicarle todo de una manera accesible, hasta que lo comprenda.

.

Si la situación le provoca al niño intensas angustias, o depresiones, o un continuo temor o pánico a la reiteración de las crisis, y esto lo paraliza, impidiéndole concretar sus actividades rutinarias, es necesario evaluar la necesidad de una consulta con un especialista que pueda hacerse cargo profesionalmente del tratamiento de esos problemas emocionales.

·

En pocas palabras: todos los esfuerzos de quienes lo aman deben confluir a que el niño aprenda a convivir con el asma.

¿Cómo puede el niño aprender a convivir con el asma?

Fundamentalmente, cumpliendo con los siguientes pasos, que deben ser asumidos también por los padres:

· medir su capacidad respiratoria con frecuencia;

· vigilar el tomar toda la medicación, según las prescripciones del médico;

· estar siempre atento a la aparición de cualquier síntoma que indique la proximidad de un ataque o crisis;

• realizar una vida normal, evitando en todo lo posible el faltar a la escuela;

• ir probando distintas actividades para comprobar cuáles puede realizar y cuáles no, buscando ampliar siempre el número y variedad de las mismas, para sentir que se va superando.

UN HECHO DE LA VIDA REAL

Nos contaba un maestro de enseñanza primaria acerca de sus experiencias con los alumnos con asma que había tenido en sus múltiples años de trabajo. Y en reiteradas oportunidades, durante su relato, se refirió a la "inteligencia del niño asmático".

Le preguntamos qué significaba exactamente esa aseveración, y él, sonriéndose, nos explicó que aquellos niños con asma que han aprendido a convivir con la enfermedad, y conocen las limitaciones que ésta les impone, no insisten con aquellas actividades para las que están limitados, sino que se dedican a descollar en las que sí pueden, algunos en una sola, y otros en varias, convirtiéndose en líderes del grupo en las mismas, actitud que el maestro denominaba "inteligencia" del niño asmático.

Y lo ejemplificó contándonos de un niño que padecía continuas crisis de asma y que era campeón de ajedrez de la escuela, siempre aclamado y admirado por todos sus compañeros, quienes se desvivían por ayudarlo a recuperar las clases que perdía en sus obligadas ausencias. Y de otro que descollaba en todo aquello que fueran actividades manuales, siendo capaz, por ejemplo, de hacer los mejores cometas, y arreglar como ninguno bicicletas y patinetas, y cualquier objeto por el estilo que llegara a sus manos.

¿Cómo pueden ayudar los padres al niño para que aprenda a convivir con el asma?

La ayuda debe ser siempre medida, tratando de no provocar el agobio del niño, atosigándolo de instrucciones y de prevenciones.

• Incitarlo a que participe de todo tipo de actividades;

• estimularlo para que desarrolle sus capacidades;

• no ocultarle los síntomas ni la exacta dimensión de las crisis;

• inculcarle una disciplina, generando una rutina en la toma de los medicamentos;

PICARDÍAS, "OLVIDOS", NEGACIONES

Las experiencias de los maestros con niños asmáticos nos permiten llegar a muy útiles conclusiones, básicamente porque los docentes son interlocutores capaces e interesados en la situación. Cuando se presentan los primeros síntomas de una crisis asmática en un escolar, al advertir el maestro que el niño no se aplica el medicamento broncodilatador con el inhalador, y preguntarle por qué no lo hace, suele recibir como respuesta que se lo ha olvidado de traer, o que lo ha dejado en la casa porque se sentía bien y no creía que pudiese sobrevenirle un ataque. Pero al llamar el maestro a una reunión con los padres para coordinar el plan de control de ese niño asmático, suele encontrarse con la sorpresa de que se han dejado de tomar los medicamentos de base (los corticoides antiinflamatorios), y que el niño sólo usa el inhalador con los medicamentos broncodilatadores, es decir, sólo aquel que trata los

> *síntomas. Y esto sin conocimiento*
> *ni prescripción del médico.*
> *Es esto algo que tienen que tener en*
> *cuenta padres y maestros con el niño*
> *asmático para brindarle una ayuda*
> *efectiva. Es muy necesaria la paciencia y*
> *la constancia, además de la persistencia*
> *en percibir si el niño sostiene*
> *normalmente el plan de control*
> *de su asma.*

• inculcarle que debe tomar también los medicamentos de base (salvo que el médico haya indicado lo contrario), es decir, aquellos que evitan que el árbol bronquial se inflame, y no sólo los broncodilatadores, que actúan aliviando los síntomas en los momentos de crisis;

• hacerlo partícipe del plan estructurado con el médico para enfrentar las crisis;

• impedir que el niño use su enfermedad como una excusa para no realizar determinadas actividades u obligaciones;

• enseñarle a usar los dispositivos de medición de la respiración y de medicación;

• instarlo a que sea lo más autosuficiente posible, sabiendo que no siempre van a poder estar a su lado en las emergencias de las crisis;

• intentar que el niño no se sienta tratado de otra manera, por ser considerado como diferente de los demás y discriminado así en relación con sus compañeros.

¿Qué problemas de comportamiento provoca en los niños más pequeños el asma?

Algunos de ellos son:
• faltar a clase;
• no poder salir a jugar;
• dormir mal;
• no querer tomar los medicamentos.

Breves respuestas a preguntas de los padres

¿Cuál es la evolución normal del asma?

La evolución del asma es imprevisible, porque tiene que ver estrictamente con las peculiaridades de cada individuo. Y por sobre todo, porque pudiendo ser controlada eficazmente con el tratamiento adecuado, debe considerarse la actitud del enfermo en relación con el control de la misma.

Cuándo nuestro hijo crezca, ¿se le pasará el asma?

A veces desaparecen o se atenúan casi hasta pasar desapercibidos los síntomas del asma al crecer un niño y entrar a la adolescencia. Pero es posible que retornen con los años, en la adultez.

También es posible que al crecer empeoren los síntomas de la enfermedad, tornándose más agudos y graves.

¿Mejorarán los síntomas con el crecimiento de nuestro hijo?

El asma es una enfermedad muy variable, que evoluciona de acuerdo con cada persona, por lo que no sigue pautas fijas y determinadas. De este modo, no es posible predecir cambios en los síntomas, tanto en cuanto a si mejorarán como a si empeorarán.

¿Debemos restringir la actividad física de nuestro hijo?

No, salvo indicaciones del médico. Muchos padres, sabiendo que ante cualquier actividad física del hijo se escuchará el clásico silbido al respirar, intentan impedir que haga ejercicios.

Sin embargo, si se está cumpliendo con el tratamiento prescripto, y tomándose los medicamentos aconsejados, todo ejercicio aeróbico será beneficioso para el niño, ya que mejorará el funcionamiento de las vías respiratorias.

Recuerden que hay atletas de alta competición que son asmáticos.

¿Cuánto influye el humo del tabaco en un niño con asma?

La exposición involuntaria al humo del tabaco provoca en el niño asmático un aumento de los síntomas respiratorios, disminuyendo la función pulmonar.

Una reciente encuesta dice que esta disminución de la función pulmonar es de un 8% en relación con la de los niños asmáticos no expuestos al humo del tabaco.

¿En qué grado de intensidad se da el asma en la totalidad de los niños afectados?

Según la más recientes encuestas norteamericanas y europeas, del 100% de los niños que padecen asma (y su número es muy elevado en relación con la totalidad de la población infantil, y tiende a crecer), sólo un poco más del 14% tiene asma severa. El resto, más del 75%, padece asma leve o moderada.

¿Hasta qué punto puede llevar una vida normal un asmático?

El asma es una enfermedad crónica, como ya hemos visto.

Una disposición ideal frente al asma podría ser definida como "tenerla siempre presente pero olvidándose de ella", lo que ejemplificaría perfectamente la necesidad de lograr una "convivencia con la enfermedad."

Es en este sentido que hablamos de una vida normal en el caso del asmático.

Y para ejemplificar estas palabras vamos a mencionar algunos de los asmáticos más famosos, como evidencia de la capacidad de desarrollar todo tipo de actividades, incluso más allá de la común normalidad.

Asmáticos famosos

Charles Dickens; Bob Hope; Ernesto "Che" Guevara; Elizabeth Taylor; Antonio Vivaldi; John F. Kennedy; Leonard Bernstein; Liza Minelli; Marcel Proust; Orson Welles; Ludwig van Beethoven; Sharon Stone; Theodore Roosvelt; Martin Scorsese y muchos, muchísimos más.

¿Hay épocas del año en que se intensifican los ataques de asma?

Sí, debido a la influencia de los factores climáticos y a otros desencadenantes biológicos que, a partir de éstos, intensifican su presencia o su actividad y provocan crisis asmáticas.

Por ejemplo, durante la primavera crece el número de crisis asmáticas por multiplicarse la cantidad de polen que arrastran los vientos. En tiempos de mucha humedad y lluvias, como el otoño, las causas de los ataques tienen más que ver con las esporas de los hongos, y la proliferación de ácaros.

A esta tendencia del asma de manifestarse por picos se la denomina "estacionalidad del asma".

Y, según las encuestas, en algunos países, cerca de la mitad de las crisis asmáticas infantiles se dan por causas estacionales, y mayoritariamente en el invierno.

¿A qué edad es más común que se manifieste el asma?

El 50% de los casos se manifiesta antes de los tres años de edad. Y el 80% antes de los cinco años de edad. Y lo que es más significativo: esas investigaciones nos dicen que sólo cuatro de cada diez niños reconoce sus síntomas como "asma".

¿Qué influencia tienen los factores genéticos en la generación del asma?

Según las últimas investigaciones, los factores genéticos, es decir, hereditarios, tienen mayor influencia en la aparición del asma que los ambientales, generadores de alergias.

En casi un 70% de los casos estudiados en niños, el origen del asma se debió a antecedentes familiares. Y estos estudios confirman que hay mayor predisposición en los varones que en las niñas a contraer la enfermedad por causas hereditarias.

Lo que sí debemos señalar es que estamos refiriéndonos a la generación de la enfermedad. Posteriormente, el niño asmático será influido por los factores ambientales, los que definirán seguramente sus ataques o crisis asmáticas.

¿Qué es la atopia?

Es una manifestación alérgica de origen hereditario, que se expresa a través de enfermedades como el asma bronquial, la fiebre del heno o la aparición de urticarias y eczemas en la piel. Se relaciona de este modo con la aparición del asma.

¿Es beneficioso o perjudicial para el niño asmático el aire acondicionado?

Como ya afirmamos, en cada niño el asma se manifiesta con características peculiares, por lo que no pueden darse respuestas generales y concretas, al estilo de sí o no. Y esto sucede en este caso.

Por un lado el aire acondicionado filtra el aire del ambiente, quitándole todo el polvo e impurezas, lo que beneficia al niño asmático. Pero, por otro lado, el excesivo frío que se genera en el ambiente, y la intensa sequedad del mismo, son nocivos para el asma. Sólo el médico, que conoce a su paciente, puede ayudar en este tipo de situaciones.

¿Qué es el "síndrome de Cushing"?

El llamado "conjunto de síntomas de Cushing" o del "niño hinchado", es uno de los efectos negativos de la toma no controlada o fuera de control de esteroides por parte del niño asmático.

El nombre deviene de una rápida obesidad de ese niño, en un lapso no mayor a los seis meses, que lo hace aparecer como hinchado.

Consecuencias posteriores de este fenómeno son las estrías que le quedan en axilas, ingles y pliegues de la piel, al deshincharse por ser controlado en cuanto a su medicación de efecto prolongado.

CAPÍTULO 2:
LAS ALERGIAS INFANTILES

- **Nociones sobre la alergia**
- **Alergia a los alimentos**
- **Principales alergias alimentarias**
- **Alergia a los animales**
- **Otras alergias**

Nociones sobre la alergia

¿Qué es la alergia y cuáles son los principales factores alergénicos?

Regla general

Prácticamente cualquier sustancia que se pueda imaginar es capaz de producir alergia en los individuos predispuestos.

Esto implica que el tema de las alergias es tan amplio que no puede ser abarcado sencillamente. Sin embargo, daremos aquí las reglas y normas generales, así como trataremos los principales y mayoritarios elementos alergénicos capaces de desencadenar crisis asmáticas en los niños.

La que consideramos de mayor trascendencia es la alergia a algún tipo de alimentos, por tener incidencia sobre la correcta alimentación general de un niño, imprescindible para su buena salud y crecimiento.

MÉDICO ALERGÓLOGO
*Así se llaman los especialistas
que estudian todo lo relacionado
con las alergias.*

> *Incluso hay médicos pediatras*
> *especializados en alergias*
> *y en su incidencia como factor*
> *desencadenante de crisis asmáticas.*

¿Qué se debe hacer frente a una crisis alérgica?

Si es la primera crisis, la concurrencia de inmediato al servicio de urgencia más cercano es el consejo básico.

Si ya hay antecedentes, seguramente el médico ya habrá prescripto los medicamentos y explicado a los padres qué se debe hacer.

Por lo general, podemos evaluar las crisis alérgicas como leves o intensas.

• Leves

En estos casos, los médicos recetan dosis de antihistamínicos, medicamentos que pueden ser administrados en el hogar o en la escuela, siempre con los permisos y autorizaciones de rigor.

• Intensas o graves

Si, en cambio, el ataque consiste en:

tos ronca,

desmayo con palidez y frialdad en la piel

gran e imprevisto decaimiento general,

¡debe concurrirse de inmediato a un servicio médico de urgencia!

¿Qué es la histamina?

Es una de las sustancias denominadas "mediadores de la inflamación", que se liberan en toda reacción alérgica de nuestro cuerpo, y es la que provoca los síntomas propios de la alergia, es decir, las manifestaciones en los sistemas respiratorio, gastrointestinal y cardiovascular, y en la piel.

Alergia a los alimentos

La alergia alimentaria se caracteriza por la reacción del sistema inmunológico de un niño ante la ingestión de un determinado alimento.

La incidencia de este tipo de alergia es muy alta en el caso de los niños (según encuestas, en EE.UU. alcanza al 8% de la totalidad de la población infantil).

En el caso del asma, puede ser la alergia a un alimento la desencadenante de los ataques que padece un niño.

¿A qué se debe la alergia a los alimentos?

Los alimentos poseen sustancias alergénicas, las proteínas, que son las causantes de las reacciones alérgicas en el ser humano.

Aun si son cocidos, los alimentos pueden causar estas reacciones.

Los alimentos cuyas proteínas provocan la mayor cantidad de reacciones alérgicas son:

leche de vaca

huevos

maníes
trigo
soja
pescado
mariscos
nueces

Existe una regla general que se denomina "reactividad cruzada":

Un niño que es alérgico a uno
de los componentes de una familia
de alimentos (sea vegetal o animal),
puede ser alérgico a todos los componentes
de la misma.

Debe tenerse presente siempre y esto es muy importante para, quienes sufren de una reacción alérgica– que hay alimentos que poseen proteínas alergénicas y son muy difíciles de descubrir (de "testear") porque están ocultos en preparaciones donde priman otros alimentos.

Por ejemplo, en el caso de los alimentos procesados, un componente de éstos, que está en una ínfima proporción (supongamos unas gotas de salsa de soja agregadas para dar sabor), no aparece en los ingredientes declarados en el envoltorio, es decir, está oculto o enmascarado, y es en realidad el que provoca la reacción alérgica a una persona.

¿Qué diferencia existe entre la intolerancia a ciertos alimentos y la reacción alérgica?

La intolerancia alimentaria es una reacción adversa del organismo a un alimento determinado, pero una reacción alérgica involucra al sistema inmunológico, por lo que es incomparablemente más intensa.

Las intolerancias más comunes, que se dan en personas muy sensibles, son las que produce la lactosa, por ejemplo, al no poder ser digerida esta azúcar de la leche por carecerse de la enzima necesaria. Pero la consecuencia de la reacción es sólo una descompostura, con gases, y retorcijones de intestinos.

Otros elementos alimenticios desencadenantes de intolerancias son los aditivos químicos (conservadores, endulzantes, etc.)

¿Cómo puede advertirse cuándo es una reacción alérgica y cuándo un episodio de intolerancia?

El abanico de reacciones es muy variado, por lo que es difícil discernir intolerancia de reacción alérgica. Sin embargo, hay dos factores a considerar que pueden ayudarnos:

Generalmente una reacción,
cuando es alérgica, se da en un
corto tiempo entre la ingestión
del alimento y la reacción misma,
desde unos pocos minutos hasta
no más de una hora.

Otro de los factores que nos inclinan a que sea
una reacción alérgica es la reiteración constante
de la reacción ante la ingestión del mismo alimento o
de uno perteneciente a su misma familia.

¿Qué reacciones se producen en una crisis alérgica por alimentos?

sensación de picazón en la boca
náuseas
vómitos
hinchazón de labios y boca
tos seca y ronca
piel rojiza con manchas más intensas (urticaria)
obstrucción nasal u obstrucción de la laringe
y bronquios

descargas de líquido por la nariz
diarrea
dolor de estómago
calambres estomacales
gases
congestión nasal
carraspera a nivel de la tráquea
respiraciones cortas
reacciones generalizadas de leve hasta gravísima
intensidad

(Las reacciones leves pueden ser una tenue obstrucción de la nariz o un también tenue enrojecimiento de la piel de la cara, así como, por ejemplo, lo que se suele llamar familiarmente "piel de gallina".)

En cuanto a cuándo se produce la reacción, es normal que se presente imprevistamente pocos minutos o pocas horas después de haberse ingerido el elemento alergizante, pero también puede darse hasta un día después.

LA DERMATITIS ATÓPICA

Llamada comúnmente eczema, es una enfermedad de la piel caracterizada por producir una intensa picazón, descamación de la piel, y una coloración rojiza

> *de la misma.*
> *Su causa es una reacción alérgica*
> *alimentaria.*

Frente a este tipo de alergias hay tres recomendaciones básicas:

1 El primer paso es descubrir, sin lugar a dudas, qué alimento es el que provoca la reacción alérgica.

2 El segundo paso es evitar la ingestión del alimento o de los alimentos alergénicos. Es necesario leer cuidadosamente las etiquetas de los productos manufacturados que el niño va a consumir para saber si contienen dicho alimento como componente.

3 Es necesario tener presente qué medicación ha prescripto el médico para el caso de que por un descuido el niño coma de ese alimento y se le desencadene una crisis alérgica o asmática de ese origen.

LAS PRUEBAS ALÉRGICAS

Las pruebas que realizan los médicos alergólogos consisten en lo que se denominan pruebas de exclusión, es decir, en ir excluyendo durante unos días a la vez, los distintos grupos de alimentos: pescados y mariscos; huevos; verduras; frutas; hidratos provenientes de harinas y cereales; lácteos; grasas. A partir de estas pruebas se advierte en cuáles de estos grupos de alimentos está el que produce la reacción alérgica. Luego hay que realizar pruebas de exclusión dentro de dicho grupo, hasta aislar el alimento o los alimentos alergénicos.

Otras valiosas recomendaciones:

• No ingerir un alimento hasta no tener la absoluta certeza de que no contiene el alimento alergénico.

• Evitar tener en la casa o al alcance del niño el alimento prohibido.

• Si el niño come fuera de su hogar (en el comedor de la escuela) es muy importante instruir con una nota a los docentes acerca de aquello que no se le debe dar de comer.

• Estar en consulta periódica con el médico para evaluar la continuación o no de dicha dieta.

¿Cómo se da en los bebés la intolerancia o la reacción alérgica a los alimentos?

Dado que la alimentación (fuera de la leche materna), una vez que se le comienza a dar al bebé es de trascendental importancia para su salud y su crecimiento, tienen que estar los padres muy atentos a sus reacciones desde que ingiere estos primeros alimentos.

¿Por qué?

Porque en principio es difícil discernir cuándo se trata de una intolerancia a un alimento, una reacción no alérgica transitoria, y una verdadera reacción alérgica.

Puede haber en el bebé reacciones no alérgicas a un alimento consistentes en irritación alrededor de la boca y diarrea (por ejemplo, por un exceso de azúcar en algún jugo que se le da, o por los ácidos naturales de las frutas).

> *Los estudios de las alergias en los niños indican que hay algunos alimentos a los que, si son alérgicos cuando muy pequeños, no volverán a tolerarlos. Ellos son los maníes y las nueces.*

¿Puede ser muy grave una reacción alérgica?

Puede darse una reacción alérgica a un alimento que afecte a todo el sistema que compone un organismo humano. Esta reacción alérgica puede comprometer la vida de una persona, y se denomina anafilaxia.

Es una situación de mucha gravedad.

No hay una secuencia de síntomas precisa, porque siempre se manifiesta en forma diferente, según cada caso. Pero sí puede señalarse que por lo general abarca toda una serie de síntomas de los que hemos descripto anteriormente como característicos de una crisis alérgica. Y en los casos más graves, a éstos le suceden mareos, pérdida de conocimiento y shock.

El paciente que presenta estos síntomas debe ser llevado, y con extrema urgencia, a un centro médico.

La crisis alérgica grave o anafilaxia debe
tener tratamiento médico de inmediato.
En casos de extrema urgencia, y si no
hay manera de llegar con el paciente a
un centro médico, se le aplica
una inyección de adrenalina por vía
subcutánea, pues es el único
medicamento capaz de revertir
este tipo de crisis.
Para estos casos de emergencia, existen
una jeringas desechables ya cargadas
con la cantidad necesaria
a ser inyectada.
Los pacientes que suelen hacer estas
severas crisis son entrenados por los
médicos para que en caso
de emergencia se automediquen.

¿Cómo se debe proceder
ante una crisis alérgica?

Cuando la reacción alérgica es leve, puede remitir sola, sin necesidad de medicamentos. De ser un poco más intensa, hay que recurrir a antihistamínicos y corticoides.

> *Téngase presente que éste es un tema*
> *que debe ser conversado con el médico*
> *del niño, especialmente si es asmático.*
> *Nunca se sabe si una reacción alérgica*
> *se presentará y hay que estar*
> *preparado, sabiendo qué medicación*
> *puede tomar ese niño.*
> *Es algo más que debe ser previsto por*
> *los padres de un niño con asma.*

Lo que sí siempre hay que tener en cuenta en una reacción alérgica es que ésta puede presentarse nuevamente entre las cuatro y las seis horas siguientes, y ser más severa que la primera.

¿Tiene cura la alergia a los alimentos?

No existe un tratamiento que cure las alergias por alimentación. De ahí que lo mejor es evitar los alimentos que pueden producirla. Y para ello, es necesario consultar con un médico especialista en alergias, quien ayudará a ir encontrando los alimentos que causan la reacción, con la finalidad de evitarlos.

Principales alergias alimentarias

Alergia a las proteínas del vacuno

ALIMENTOS PROHIBIDOS
- leche de vaca y todos sus derivados
- carne de vacuno (vaca, ternera, toro, buey, novillo)

ALIMENTOS PERMITIDOS
- todos aquellos que no contengan ni los prohibidos ni sus derivados
- leche de soja
- leche de almendras

Alergia al huevo

ALIMENTOS PROHIBIDOS
- todos aquellos que contengan huevo en su composición (lo que implica una enorme variedad, desde los dulces, los productos de pastelería, las masas, algunas salsas como la mayonesa, salvo la de soja, cereales del desayuno, pastas, fiambres y embutidos, cremas, etc.)
- todo lo que contenga lecitina (excepto la lecitina de soja)
- la aplicación de vacunas que contienen proteínas de huevo

ALIMENTOS PERMITIDOS

- todos los que no contengan huevo ni sus derivados
- productos hechos con sustitutos del huevo (como la mayonesa de soja)

Alergia al durazno (melocotón) y a otros frutos de la familia de las rosáceas

Es una de las alergias más comunes entre los niños, ya que se extiende desde aquellos que no toleran esta fruta sin pelar y sin lavar, pero sí la toleran si se les pela, en jugo o zumo, o hechas en almíbar, hasta los que por tocarla se les cubren las manos o la cara de ronchas (Urticaria de Contacto), o los que hacen un cuadro de alergia oral, con picazón en los labios, la lengua, etc., o, finalmente, los que hacen una reacción de urticaria por todo el cuerpo.

Dos recomendaciones

• Por lo general, los niños que son alérgicos al durazno (o melocotón) suelen serlo también a los pólenes.

• Por precaución, los niños que son alérgicos a esta fruta, deberían cuidarse también de ingerir aquellas frutas de la misma familia (la de las Rosáceas) como:

damasco (albaricoque)
pavía
fresa (frutilla)
manzana
pera
membrillo
cereza
ciruela
almendra
mora
paraguaya

Alergia al pescado

Lo más común y general es que aquel niño que es alérgico a algún tipo de pescado, lo sea a todo tipo de pescados. Por lo que al detectar la reacción alérgica correspondiente, debe suspender toda ingestión de este alimento y concurrir a la consulta médica.

LO PROHIBIDO

• todo tipo de pescado (hasta que se realicen las pruebas correspondientes)
• cualquier alimento que haya sido cocinado con sustancias derivadas del pescado (harinas) o caldos, sopas, etc.
• incluso no deben utilizarse utensilios de cocinar (como ollas o sartenes) en los que se haya cocido pescado, sin que exista una previa limpieza de los mismos

CONSEJOS

• Un niño puede presentar síntomas de crisis asmática o reacción alérgica, como urticaria, incluso al cocinarse pescado en su presencia, o al entrar a una pescadería o a un lugar donde se esté cocinando algún tipo de pescado; es necesario estar atento a esto, para transmitírselo al médico.
• En general, no es necesario que el niño al que se le ha manifestado alergia al pescado se prive de

comer otros frutos del mar, como los crustáceos (gambas, langostinos, etc.) o moluscos (pulpo, mejillones, almejas, etc.)

De todos modos es necesario estar atentos, porque hay platos con mariscos, por ejemplo, en los que se han incluido trocitos de pescado, o caldo o harina de pescado.

Alergia a los frutos secos

Ante una reacción alérgica a alguno de los innumerables frutos secos que forman parte de nuestra alimentación, como siempre, lo conveniente es no ingerir ninguno de ellos, hasta que se hagan las pruebas necesarias, bajo supervisión médica, para saber si la reacción es a alguno específico de ellos, a varios o a todos.

LO PROHIBIDO

almendras
nueces
avellanas
pipas de girasol
pistachos
piñones
castañas
anacardos

Además. todos los derivados de estos frutos que contengan pasta de los mismos, como el mazapán (pasta de almendras); o aceite (como el aceite de girasol); o manteca (mantequilla), como la de almendra, la de nuez, la de maní, etc.

UN CONSEJO

Es necesario tener sumo cuidado con este alergénico alimenticio porque los frutos secos entran en la composición de gran cantidad de productos, como las golosinas, los cereales, las galletas, los helados, etc.

Alergia a los animales

Alergia a los gatos

Cualquier animal con pelo puede ser causa de alergia. Pero dada su inserción en el ámbito humano, el más común es el gato.

Sus sustancias alergénicas son la saliva, la orina y las secreciones sebáceas.

¿Cómo pasan a las vías respiratorias?

Cuando el gato se lame para limpiarse son eyectados al aire constantes (aunque ínfimas) cantidades de alérgenos, los que se inhalan y difunden rápidamente por el árbol bronquial y los pulmones.

Estas sustancias alérgenas subsisten en los ambientes durante mucho tiempo, por lo que es posible que cuando un niño alérgico va a una casa donde no hay gatos, de todos modos tiene una reacción alérgica, simplemente porque en el pasado hubo allí gatos, o hay gatos rondando por la casa, provenientes de casas vecinas.

Si el niño es alérgico a los gatos, lo mejor es que no estén en su hogar. Y aun así, es necesario sostener una limpieza permanente, y aireación de los cuartos, además de usar detergentes que combaten a los agentes alergenos.

Alergia al veneno de avispas y abejas

La reacción alérgica se produce ante la picadura, y puede ser muy severa.

Dar indicaciones acerca de cómo eludir a abejas y avispas es imposible. Sí hay que evitar la permanencia en las cercanías de colmenares, especialmente en primavera.

¿Qué hay que hacer?

Hay repelentes de insectos que pueden usarse y que dan muy buenos resultados. Debe llevarse a mano la medicación prescripta por el médico ante una picadura y la reacción consiguiente.

Y, por sobre todo, como en cualquier reacción alérgica, que el niño conserve la calma, y jamás entre en pánico, porque eso potencia la reacción. La tarea de los padres y maestros es prepararlo para encarar de este modo lo que le suceda.

Alergia a los ácaros del polvo

Los ácaros que viajan en el polvo son microorganismos de aspecto similar a una pequeña arañita que se alimentan de las células muertas de la piel humana, y viven y se reproducen en camas, colchones, cortinas, alfombras, y todo lugar semejante en las proximidades del hombre.

¿Qué hay que hacer?

• Mantener la limpieza de la casa, especialmente en todo aquello que hemos señalado como lugar de vida de los ácaros.

• Lavar con agua bien caliente o desinfectar sábanas, colchas, mantas.

• Reemplazar lo que sea de lana por tejido sintético

• No tener habitaciones alfombradas, salvo con alfombras de materiales sintéticos.

• Tener presente que en los juguetes de paño de los niños (los de peluche) suelen refugiarse los ácaros, por lo que hay que lavarlos o desinfectarlos regularmente.

Recuérdese que cuanto menos humedad ambiente haya, más hostil es el ambiente para los ácaros; en este sentido los aparatos de aire acondicionado, al secar el ambiente, son útiles para combatirlos.

Alergia a los medicamentos

Dada la cantidad de medicamentos y de componentes comunes de los mismos, la regla para un niño proclive a las alcr gias será la de consultar al médico, siempre, antes de tomar cualquier medicamento, incluso una simple aspirina. Especialmente, si padece asma.

Otras alergias

Alergia al moho (esporas de hongo)

Se considera al moho uno de los más importantes desencadenantes de crisis de asma.

Esto se debe fundamentalmente a que debido al ínfimo tamaño de las esporas de los hongos, éstas penetran en las vías respiratorias como polvo en suspensión en el aire y llegan a la parte más baja de los pulmones, alojándose allí.

Otra desventaja para los alérgicos es que están presentes en toda época del año, a diferencia del polen, que sólo lo está por temporadas según la variedad del mismo. Asimismo, los hongos están dentro de las casas, y más se desarrollan y multiplican cuanto más humedad hay en el ambiente.

¿Qué hay que hacer?

• usar productos anti moho
• mantener ventilados los ambientes, especialmente aquéllos en los que duermen los niños, y más si hay entre ellos uno que padece asma

No olvidar que los hongos también se encuentran en los lugares de trabajo, y especialmente en los edificios escolares, por lo que debe solicitárseles a las autoridades de esos establecimientos que se preocupen por este tipo de contaminación.

Nota: Ver respuesta a la pregunta ¿Cuáles son los agentes alergénicos que provocan el asma?, en la primera parte de este libro.

Alergia al polen

Es una alergia estacional, ya que es durante los meses primaverales cuando los árboles emiten el polen que, llevado por el viento, se extiende por kilómetros, afectando a quienes tienen predisposición a rechazarlo. Recuérdese que las condiciones del clima afectan a los niños asmáticos.

Por ejemplo, los cambios bruscos de temperatura, o el calor sofocante antes de una tormenta. Por lo que, de estar en los meses primaverales, si a esas condiciones climáticas se le suma la emisión de polen, es mejor tratar de no salir, evitando permanecer mucho tiempo al aire libre. Al menos, hasta que ese conjunto de condiciones se atenúen.

Alergia al tabaco

No es necesario referirnos extensamente a la influencia del tabaco en la salud no sólo de los que fuman, sino de los que pasivamente reciben el humo del cigarrillo. Éste contiene tantas sustancias irritativas y tóxicos químicos que no sólo es causa de alergias, sino que incrementa los síntomas de muchas de las otras alergias.

Las estadísticas de la influencia del tabaco sobre la salud de los niños nos dicen que es causal de infecciones respiratorias, asma y complicaciones de tipo alérgico, como las bronquitis o la sinusitis, así como múltiples reacciones: lagrimeo de los ojos, picazón en los ojos, congestión nasal, estornudos, tos, carrasperas, etc.

Como hemos afirmado al comenzar este capítulo, cualquier sustancia imaginable puede ser un factor desencadenante de alergia en un sujeto predispuesto, por lo que sólo hemos tratado aquí aquellas alergias más comunes y extendidas en la población infantil, especialmente las características de los grandes centros urbanos.

De suscitarse una reacción alérgica de parte de un niño, y especialmente si padece asma, debe concurrirse de inmediato a la consulta médica, para que el facultativo inicie la búsqueda del elemento que provoca tal reacción.

Índice

Este libro se terminó de imprimir en
Mundo Gráfico
Zeballos 885 - Avellaneda
Abril de 2004